BEI GRIN MACHT SICH IHR WISSEN BEZAHLT

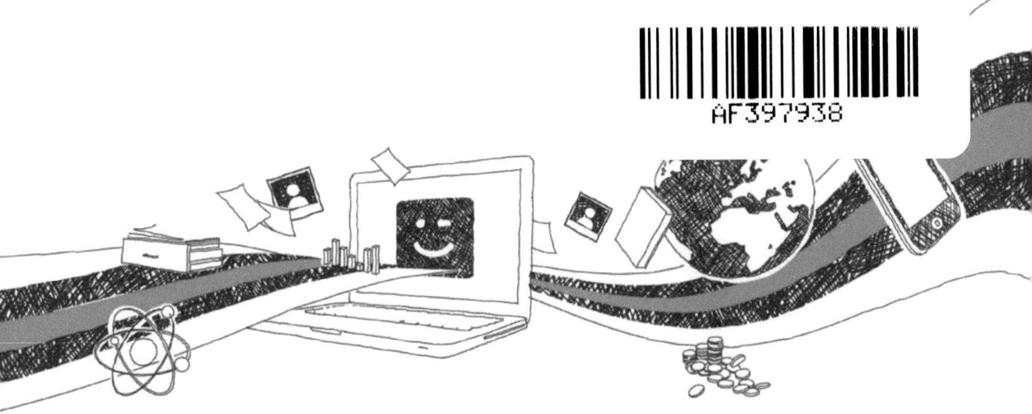

- Wir veröffentlichen Ihre Hausarbeit, Bachelor- und Masterarbeit

- Ihr eigenes eBook und Buch - weltweit in allen wichtigen Shops

- Verdienen Sie an jedem Verkauf

Jetzt bei www.GRIN.com hochladen und kostenlos publizieren

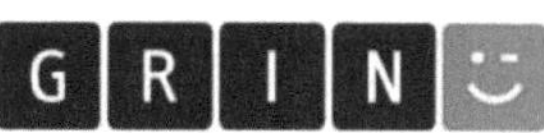

Intervention zur Prävention von Bewegungsmangel im Alter (im Seniorenheim)

Bibliografische Information der Deutschen Nationalbibliothek:

Die Deutsche Nationalbibliothek verzeichnet diese Publikation in der Deutschen Nationalbibliografie; detaillierte bibliografische Daten sind im Internet über http://dnb.d-nb.de abrufbar.

ISBN: 9783963556609
Dieses Buch ist auch als E-Book erhältlich.

FOM Hochschule für Oekonomie & Management

Hochschulzentrum Hamburg

Seminararbeit

im Studiengang Gesundheitspsychologie & Medizinpädagogik

über das Thema

**Intervention zur Prävention von Bewegungsmangel im Alter
(in Seniorenheimen)**

Abgabedatum: 04-07-2020

Inhaltsverzeichnis

1. Abkürzungsverzeichnis

gGmbH = gemeinnützige Gesellschaft mit beschränkter Haftung

RKI = Robert Koch-Institut

WHO = World Health Organization

2. Bedarfsanalyse

Es ist wissenschaftlich bewiesen, dass Bewegungsmangel und auch körperliche Inaktivität mit der Zeit zu bedeutenden Krankheiten, wie Übergewicht oder Rückenschmerzen führen kann (Vgl. RKI, 2020, o.S.). Im europäischen Bereich sind jährlich sogar an die eine Millionen Todesfälle auf ungenügende Bewegung und deren Folgen zurückzuführen (Vgl. WHO, 2015, o.S.).

Doch ab wann wird von einem Mangel an Bewegung gesprochen? Bewegungsmangel liegt vor, sobald die Muskeln unterfordert sind, also die Muskelbeanspruchung unter einer bestimmten Reizschwelle liegt, sodass keine Steigerung der Leistungsfähigkeit möglich ist (Vgl. Weineck, 2000, S. 22).

Dieser Fakt ist für Seniorenheime von besonderer Bedeutung. In ihnen leben vor allem Menschen, die körperlich und geistig eingeschränkt sind (Vgl. Faselt/ Geuter, 2011, S. 42). Da oftmals mit Einzug in ein Seniorenheim der eigene Garten oder der regelmäßige Spaziergang zu den Enkelkindern und die damit verbundene Bewegung wegfällt, besteht die Gefahr, dass sich die Menschen immer weniger bewegen, wodurch sowohl Mobilität als auch Kraft nachlässt. Folgen wie Gewichtszunahme, Minderung der Lebensqualität oder eine erhöhte Sturzgefahr sind dann nicht weit entfernt (Vgl. Seniorenhilfe St. Josef gGmbH, o.J., o.S.). Normalerweise erreichen ältere Menschen ihr Bewegungspensum durch genau diese Alltagsbeschäftigungen, welche während des Lebens in einer Senioreneinrichtung nicht mehr anstehen (Vgl. Cavil et al., 2010, S. 17). Um dieses auszugleichen, sollte demnach in Seniorenheimen auf ein ausreichendes Bewegungsprogramm geachtet werden. Solche Bewegungsprogramme wurden vor allem in Deutschland noch nicht ausreichend umgesetzt (Vgl. Faselt/ Geuter, 2011, S. 42).

Aus diesem Grund wurde die Intervention zur Prävention von Bewegungsmangel im Alter in Seniorenheimen konzipiert. Sie soll den Einrichtungen ein Konzept bieten, was dem Bewegungsmangel ihrer Bewohner entgegenwirkt.

Die Zielgruppe der Intervention sind ältere Menschen, die in Seniorenheimen wohnen. Sie sollten noch selbstständig sitzen und aufstehen können, sowie Gegenstände festhalten, werfen und fangen können. Leichte Anzeichen von Demenz sind mit dem Programm vereinbar, sollten den Bewohner/ die Bewohnerin aber nicht zu sehr einschränken. Rollatoren zur Unterstützung bei Übungen im Gehen sind vereinbar.

3. Planungsmatrix

Für die Planung der Intervention wurden verschiedene Ziele mit ihren Determinanten, Methoden zur Umsetzung, sowie Evaluationsmöglichkeiten erarbeitet (siehe Anhang 1).

Das Hauptziel dieser Intervention ist die Prävention von Bewegungsmangel. Dadurch, dass den Senioren im Seniorenheim aus Fürsorge viele Alltagsaufgaben abgenommen werden, fällt eine Grundlage der Bewegung weitestgehend weg, sodass sie inaktiv werden. Hinzu kommt, dass bei vielen der Bewohner womöglich Erkrankungen oder körperliche Einschränkungen den Bewegungsmangel verantworten. Diesem Mangel soll mit Hilfe der Intervention entgegengewirkt werden. Methodisch wird dabei an dem transtheoretischen Modell (auch Modell der Verhaltensänderung genannt) festgehalten. Um das Aktivwerden zu gewährleisten, werden muskelgruppenspezifische Übungen durchgeführt, die bereits durch Studien bestätigt, positive Wirkungen erzielten.

Neben dem Hauptziel sind innerhalb der Intervention drei weitere Teilziele verankert. Die Erhaltung der Mobilität und Autonomie der Senioren gehört dazu. Durch den Bewegungsmangel der Menschen, die im Heim leben, erschlaffen viele wichtige Muskeln im Körper, sodass es schnell zu Einschränkungen kommen kann. Auch die Sturzgefahr kann steigen, wenn Muskeln und Knochen keiner regelmäßigen Bewegung mehr ausgesetzt sind, wodurch die Heteronomie steigt. Diesen Problemen soll ebenfalls mithilfe spezieller Übungen und dem Versuch einer Verhaltensänderung entgegengewirkt werden.

Ein weiteres Ziel ist die Förderung von Kommunikation und die Vorbeugung von Einsamkeit. Viel zu oft sitzen Senioren in Heimen alleine und meiden jegliche Kommunikation. Durch das Zusammensitzen im Rahmen des Programms sollen die Senioren wieder mehr im Austausch untereinander stehen, von einzelnen Fortschritten und Schwierigkeiten berichten, sodass sich niemand einsam fühlen muss und der Zusammenhalt gestärkt wird. Durch das Arbeiten in der Gruppe und den Austausch untereinander, dienen die Senioren gleichzeitig als Modell für ihre Mitstreiter. Durch das dadurch entstehende „Lernen am Modell" wird das eigenen Verhalten genauer hinterfragt und eine Verhaltensänderung hinsichtlich mehr Bewegung optimalerweise schneller umgesetzt (Vgl. Kück, o.J. , S. 1).

Während die ersten drei Ziele zu Maßnahmen der Verhaltensprävention zählen, ist das letzte Teilziel der Verhältnisprävention zugehörig. Bei diesem geht es um die Umgestaltung des Seniorenheims zu einer bewegungsfördernden und autonomeren Einrichtung.

Für die Evaluation aller Ziele ist eine Ergebnis-Evaluation nach Ende der Intervention geplant.

4. Theoriebasierte Methoden und Strategien

4.1 Intervention-Mapping-Ansatz nach Bartholomew

Da eine Intervention, welche die Gesundheitsförderung oder Prävention als Ziel hat, auf einem Planungsmodell basieren sollte, um den Entwicklungsprozess strukturiert zu gestalten, wurde zur Erarbeitung dieser Intervention der Intervention-Mapping-Ansatz nach Bartholomew gewählt. Er besteht insgesamt aus sechs Arbeitsschritten, die wie folgt aufgebaut sind: 1) Bedarfsanalyse, 2) Erstellen einer Planungsmatrix, 3) Theoriebasierte Methoden und Strategien, 4) Programmplanung, 5) Planung zur Umsetzung und Implementierung und 6) Evaluationsplan (Vgl. Wartha, 2013, S. 8 f.).

Der Schwerpunkt der Hausarbeit wird auf der Programmplanung liegen.

4.2 Transtheoretisches Modell von Prochaska und Di Clemente

Das transtheoretische Modell von Prochaska und Di Clemente stellt ein Modell dar, welches sich mit den verschiedenen Stadien einer Verhaltensänderung beschäftigt. Das erste Stadium ist in dem Fall die Absichtslosigkeit, in der die Absicht des Menschen nicht darin liegt, körperliche Bewegungen aufzunehmen. Das darauffolgende Stadium ist die Absichtsbildung. Hier zeigt der Mensch bereits Interesse an Veränderungen hinsichtlich seiner sportlichen Aktivität. Als drittes Stadium gilt die Vorbereitung, welche schon, mit einer geringeren Bewegung von unter 30 Minuten an fünf Tagen der Woche, als aktiv beschrieben wird. Das letzte Stadium, welches als Endstadium erreicht werden soll, ist die Handlung und Aufrechterhaltung, sodass der Mensch mindestens an fünf Tagen der Woche 30 Minuten oder mehr aktiv ist (Vgl. Büla et al., 2014, S. 837).

Für die Intervention ist dieses Modell von großer Bedeutung, weil es auf alte Menschen ausgelegt ist, die sich in der Regel nicht mehr viel bewegen. Der Aufenthalt in einer Senioreneinrichtung unterstützt das inaktive Verhalten nochmal. Es kann somit anhand des transtheoretischen Modells geschaut werden, in welcher Phase sich die Senioren befinden und anschließend von diesem Punkt gestartet werden, die vierte Phase zu erreichen. Dadurch, dass eine maximale Gruppengröße von zwölf Menschen angeraten ist, kann optimal auf die einzelnen Bedürfnisse und Standpunkte der einzelnen eingegangen werden.

4.3 Studienbasiertes körperliches Training

Der Hauptteil der Intervention besteht aus aktiven körperlichen Übungen, welche die Senioren durchführen sollen. Diese Übungen sind an Übungen aus ähnlichen Interventionen oder Studien angelehnt, welche sich als positiv und erfolgreich erwiesen haben und nachgewiesen dazu geführt haben, dass sich der Allgemeinzustand der Menschen wesentlich langsamer verschlechtert hat, als in Vergleichsgruppen ohne Anwendung dieser Übungen (Vgl. Faselt/ Geuter, 2011, S. 42) . Speziell geht es dabei um leicht umzusetzende Übungen, die große Muskelgruppen aktivieren und so einem Bewegungsmangel entgegenwirken.

5. Programmplanung

Die Intervention ist für eine Dauer von sechs Wochen ausgelegt und besteht aus einer Kombination von verhaltens- und verhältnispräventiven Maßnahmen, die dem Bewegungsmangel vorbeugen sollen. In dieser Zeit werden pro Woche drei Sitzungen á 60 Minuten in einer Gruppe von bis zu zwölf Teilnehmern stattfinden. Der Ablauf ist jede Woche identisch, jedoch sind in jeder Woche verschiedene Schwerpunkte und somit auch Übungen angesetzt. Nicht nur die Senioren sind Teil der Intervention, sondern auch das Heim mit seinem Mitarbeitern an sich. Um die Bewohner schnell zu mehr Bewegung zu bringen, ist es wichtig nicht nur direkt am Verhalten der Senioren anzusetzen, sondern auch die allgemeinen Lebensverhältnisse zu beachten. Im Rahmen eines Gesprächs zwischen Heimleitung und Interventionsplaner wird die aktuelle Lage der Einrichtung hinsichtlich der Gestaltung von Aufenthaltsräumen und allgemeinen Möglichkeiten zur freien Bewegung betrachtet. Im Anschluss werden Anregungen zur einfachen Umgestaltung oder zu Veränderungen gegeben. So soll sowohl durch Verhaltens- als auch Verhältnisprävention ein ganzheitliches Programm entstehen.

Je nach Besetzung der Senioreneinrichtung, kann die Intervention von Betreuungspersonal, Physiotherapeuten oder anderem qualifizierten Personal angeleitet werden. Bevor das Bewegungsprogramm startet, wird der zukünftige Trainer umfangreich in die Struktur der Intervention eingearbeitet und mit den Übungen vertraut gemacht, um die Teilnehmer sicher und aktiv durch die Intervention zu führen.

6. Planung zur Umsetzung und Implementierung

6.1 Einstieg in die Intervention

Unmittelbar vor Start der Intervention werden die teilnehmenden Senioren zur späteren Evaluation zu einem Einzelgespräch mit der leitenden Kraft eingeladen. Hier werden Fragen zur aktuellen Fitness, Beweglichkeit und zum Wohlbefinden gestellt, auf welche die Senioren anhand einer Likert-Skala antworten sollen (Vgl. Anhang 2). Die identischen Fragen werden den Teilnehmern am Ende der Intervention erneut im Gespräch gestellt, um die Ergebnisse und den Erfolg des Programms zu analysieren.

6.2 Grundlagen des Bewegungsprogramms

Nach der Befragung wird in Woche eins gestartet. Nun stehen drei Sitzungen á 60 Minuten an, die auf die gesamte Woche verteilt werden. Zur Erhaltung eines geregelten Tagesablaufs sollten vorgegebene Speise- und Ruhezeiten berücksichtigt werden. Neben einer großen Fläche innerhalb oder außerhalb der Senioreneinrichtung werden je nach Anzahl der Teilnehmer weitere Hilfsmittel benötigt. Hierzu zählt ein Stuhl mit Arm und Rückenlehnen, ein Soft- sowie Tennisball, ein Reifen und ein Terraband (light) pro Person. Außerdem sollten für jeden Teilnehmer zwei Hanteln und zwei Gewichtsmanschetten á 1,5 kg verfügbar sein. Für einen Teil des Programms werden ebenfalls zehn Hütchen benötigt.

6.3 Aufbau der Bewegungseinheiten

Der Aufbau einer Bewegungseinheit besteht aus drei Teilen: dem Warm-Up, welcher circa zehn Minuten dauert, der aktiven Phase für 40 Minuten und einem Cool-Down für weitere zehn Minuten (Vgl. Anhang 4). Das Warm-Up startet in einem Sitzkreis mit einer kurzen Erzählrunde. Hier kann von Erwartungen, Erfolgen und Schwierigkeiten berichtet werden. Im Anschluss werden einfache Aufwärmübungen passend zum Schwerpunkt der Woche durchgeführt.

An die Aufwärm-Phase knüpft die aktive Phase, welche den Hauptteil darstellt. Hier werden jeweils vier bis sechs verschiedene, zum Thema der Woche passende, Übungen mit Wiederholungen durchgeführt. Auf angemessene Pausen wird geachtet. Ist die aktive Phase abgeschlossen, folgt zum Ende das Cool-Down. Durch kurze Atemübungen, einer Meditation oder Dehnübungen wird die Herzfrequenz wieder verlangsamt. Anschließend wird den Senioren Zeit für ein Feedback und den Austausch untereinander gegeben (Vgl. Anhang 5).

6.4 Schwerpunkte der einzelnen Wochen

In Woche eins der Intervention liegt der Schwerpunkt auf der Schulter- und Armpartie, in Woche zwei auf den Beinen. Die darauffolgenden Wochen beschäftigen sich mit speziellen Übungen für den Rücken/ Bauch und die Ausdauer. Die Woche fünf soll neben der Bewegung die Koordination der Senioren fördern und die sechste Woche die allgemeine Mobilität. Die Woche sechs unterscheidet sich etwas von den anderen Wochen, denn in dieser sollen die Teilnehmer selbst ihre Lieblingsübungen der gesamten Intervention vorstellen. Sie nehmen die Leitung in die Hand, unterstützen sich gegenseitig und der Betreuer nimmt die Rolle des helfenden Zuschauers ein.

Sobald die Intervention beendet wurde, sollen die Senioren dazu angehalten werden, nun täglich einige der angewendeten Übungen in ihren Alltag zu integrieren. Zur Unterstützung bekommen die Teilnehmer nach jeder absolvierten Woche Karten mit Bildern und Kurzbeschreibungen der einzelnen Übungen (Vgl. Anhang 6). Zusätzlich werden Zettel ausgehändigt, auf welchen angekreuzt werden kann, wie oft pro Woche Übungen durchgeführt wurden (Vgl. Anhang 7).

Um zu schauen, in wie weit sich das Bewegungsverhalten der Senioren nach der Intervention verändert hat, findet nach drei Wochen ein erneutes Gespräch mit allen Teilnehmern statt (Vgl. Anhang 3).

7. Evaluationsplan

Die Evaluation der Intervention findet im Rahmen einer Ergebnis-Evaluation am Ende der Intervention statt. Durch Befragungen der Teilnehmer von Betreuungskräften vor Beginn, am Ende und drei Wochen nach der Intervention soll festgestellt werden, in wie weit die Senioren eine Verbesserung hinsichtlich routinierter Bewegung, Mobilität, Kraft und allgemeinem Wohlbefindet feststellen konnten.

Erst nach dem dritten Gespräch kann ausgewertet werden, ob das Programm zur Prävention von Bewegungsmangel Erfolg erzielt hat, die Senioren die einzelnen Phasen der Verhaltensänderung nach Prochaska durchlaufen und ihr Verhalten geändert haben, sodass Bewegung nun fester Bestandteil ihres Alltags im Seniorenheim geworden ist.

8. Fazit

Im Rahmen dieser Hausarbeit sollte eine vollständige Intervention, mit Schwerpunkt auf der Programmplanung entwickelt werden. Bei der Themensuche entschied ich mich recht schnell für den Bereich der Bewegungsförderung von Menschen im Seniorenheim.

Ich stellte fest, dass bei einer Intervention, vor allem für ältere Menschen viel beachtet werden muss. Die Mobilität ist meistens eingeschränkt und der Mensch allgemein anfälliger für Verletzungen. Die Schwierigkeit lag also in der Entwicklung von einfachen, aber fordernden Übungen, die gleichzeitig noch Spaß machen sollten, um die Motivation beizubehalten. Auch die Länge der einzelnen Einheiten und Wiederholungen musste stimmen. Außerdem stellte sich die Frage, wie die Mitarbeiter des Seniorenheims am einfachsten in das Thema eingeführt und als Trainer vorbereitet werden und wie sich das ganze Programm finanziert. Hier wurde sich für die Gründung einer gGmbH mit einem Geschäftsführer und einigen Mitarbeitern entschieden, welche für die kompakte Fortbildung (in Präsenzform oder per Videochat) des zuständigen Personals der Senioreneinrichtung zuständig sind. Um die Kosten solch einer wichtigen Intervention gering zu halten, wird sich zusätzlich über Spenden und Fördergelder einiger Krankenkassen finanziert.

Die Vorteile der Intervention liegen in der leichten Umsetzung und Integration in den Alltag von Senioreneinrichtungen. Durch den Umfang von drei Einheiten pro Woche und die Dauer von nur 60 Minuten ist sie gut mit möglichen anderen Anwendungen, welche im Seniorenheim für die Senioren anstehen vereinbar. Außerdem wäre die Teilnahme eines Großteils der Senioren möglich, da sowohl Anzeichen von Demenz als auch die Abhängigkeit von Gehhilfen mit dem Programm kompatibel sind.

Ein Nachteil der Intervention ist eventuell in den Kosten für Anschaffungen neuer Sportgeräte oder Hilfsmittel, wie Bälle, Hanteln oder Hütchen zu sehen. Wobei diese noch geringer sein werden, als die Umgestaltung kleiner Bereiche des Seniorenheims an sich. Kosten für spezialisiertes Personal fallen dagegen nicht an, da die Leitung des aktiven Teils von bereits vorhandenen Mitarbeitern übernommen werden kann.

Abschließend lässt sich sagen, dass die Prävention von Bewegungsmangel auch im vorangeschrittenen Alter eine wichtige Rolle spielt, um nicht nur die Gesundheit der Menschen weitestgehend zu erhalten, sondern den Senioren auch in den womöglich letzten

Jahren ihres Lebens Kraft, Mobilität und vor allem so viel Lebensfreude wie möglich zu schenken.

9. Anhang

Anhang 1: Planungsmatrix

Ziel	Determinanten	Methode	Evaluation
Hauptziel: Prävention von Bewegungsmangel	Verändertes Bewegungsverhalten, umfangreiche Fürsorge, ausbaufähige Leistungsfähigkeit, sitzender Lebensstil	transtheoretisches Modell und gezielte Übungen	Befragung im Einzelgespräch zwischen Trainer und Teilnehmer (Ergebnis-Evaluation)
1. Teilziel: Erhaltung von Mobilität und Autonomie	Bewegungsmangel, Muskelerschlaffung, Sturzgefahr, sitzender Lebensstil, ausbaufähige Leistungsfähigkeit	Transtheoretisches Modell, Anwendung muskelgruppenspezifischer Übungen	Befragung im Einzelgespräch zwischen Trainer und Teilnehmer (Ergebnis-Evaluation)
2. Teilziel: Förderung von Kommunikation und Prävention von Einsamkeit	Fehlende Motivation, keine Anhaltspunkte	Partnerübungen, Gruppenspiele, gezielte Übungen, Lernen am Modell	Befragung im Einzelgespräch zwischen Trainer und Teilnehmer (Ergebnis-Evaluation)
3. Teilziel: bewegungsfördernde Einrichtung	Unzureichende Bewegungsmöglichkeiten, zu viel(e) Unterstützung/ Hilfsmittel	Veränderung der Umweltfaktoren	Befragung der Teilnehmer (Ergebnis-Evaluation)

(eigene Darstellung)

Anhang 2: Fragen für die Einzelgespräche zur Evaluation (eigenständig entwickelt)

1. Wie zufrieden oder unzufrieden sind sie mit Ihrer aktuellen Fitness?

    o   Sehr zufrieden

    o   Etwas zufrieden

    o   Weder zufrieden noch unzufrieden

    o   Etwas unzufrieden

    o   Sehr unzufrieden

2. Leiden Sie Ihrer Meinung nach unter einem Bewegungsmangel?

    o   Stimme völlig zu

    o   Stimme zu

    o   Stimme weder zu noch nicht zu

    o   Stimme nicht zu

    o   Stimme überhaupt nicht zu

3. Fühlen Sie sich in Ihrer Mobilität eingeschränkt?

    o   Stimme völlig zu

    o   Stimme zu

    o   Stimme weder zu noch nicht zu

    o   Stimme nicht zu

    o   Stimme überhaupt nicht zu

4. Sind Alltagsaufgaben, wie Treppensteigen oder Gegenstände vom Boden aufhe-
    ben für Sie eine Herausforderung?

    o   Stimmer völlig zu

    o   Stimme zu

    o   Stimme weder zu noch nicht zu

    o   Stimme nicht zu

    o   Stimme überhaupt nicht zu

Anhang 3: Übersicht des Programmablaufs

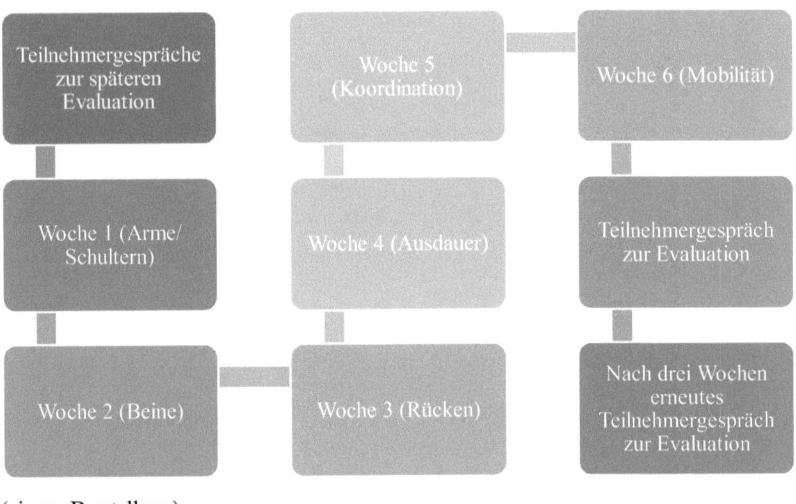

(eigene Darstellung)

Anhang 4: Ablauf einer Programmeinheit

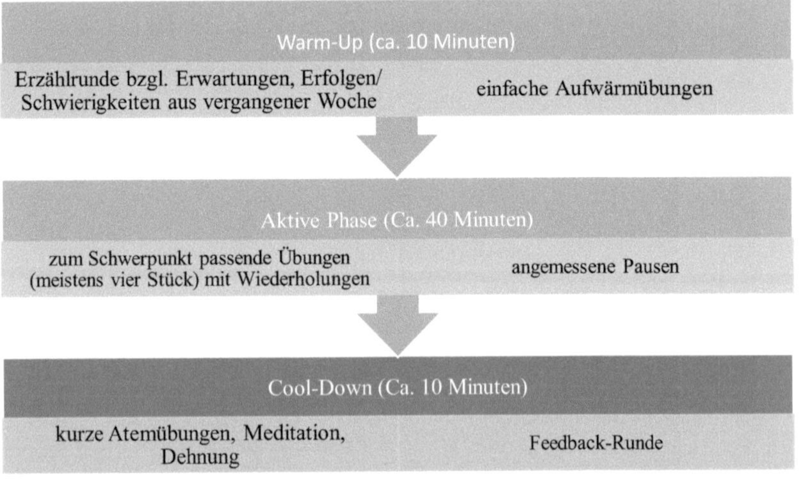

(eigene Darstellung)

Anhang 5: beispielhafte Auszüge aus dem Trainingsplan

	Warm-Up	**Aktive Phase**	**Cool-Down**
Woche 1 **(Arme/ Schultern)**	1. Schultern vorwärts rollen 2. Schultern rückwärts rollen 3. ausgestreckte Arme vorwärts kreisen 4. ausgestreckte Arme rückwärts kreisen - jede Übung 10x wiederholen -	1. Armwinkel (schulterbreiter Stand; Rumpf leicht vorbeugen; Arme angewinkelt zur Seite ziehen; Oberkörper von Hüfte aus nach rechts und links drehen; optional: Gewichtsmanschetten/ Hanteln) 2. Trizeps-Dips am Stuhl - jede Übung 10x wiederholen	1. Brustdehnung (Arme seitlich ausstrecken; Schulterblätter zusammendrücken; lösen) 2. Atemkontrolle (beim Ein- und Ausatmen zählen; verlängern; verkürzen)
Woche 2 **(Beine)**	1. auf der Stelle gehen und bis 25 zählen 2. halbe Kniebeuge mit Gewichtsverlagerung nach rechts und links 3. im Sitzen abwechselnd ein Bein anheben und wieder abstellen - jede Übung 10x wiederholen -	1. an der Stuhllehne festhaltend linkes Bein vom Körper abspreizen und anheben; danach andere Seitenwechsel (optional: Gewichtsmanschetten) 2. halbe Kniebeugen - jede Übung 10x wiederholen -	1. einbeinige Dehnung Beinvorderseiten (optional am Stuhl festhaltend) 2. Meditation im Gehen

| Woche 3 (Rücken/ Bauch) | 1. Arme vor Oberkörper kreuzen und anschließend Arme und Brustkorb öffnen 2. Mobilisation der Wirbelsäule (Softball in die Hände nehmen und auf Höhe des Bauchnabels halten; Oberkörperdrehungen nach rechts und links) | 1. Softball im Stehen vom Boden anheben (gerader Rücken; langsam nach unten beugen) 2. Sitzender Crunch 3. einfache Deadlifts (optional mit Hanteln vor der Brust) | 1. Sitzende Vorwärtsbeugung (tief einatmen; Arme nach oben strecken; den Rücken Richtung Oberschenkel; Ausatmen) 2. Seitendehnung 3. Meditation mit Musik |

(eigene Darstellung; Übungen z. T. entnommen aus: Polster, Robert, Traczinski, Christa (o.J.): Sanfte Fitness – Fit und gesund auf leichte Art, Köln: Naumann & Göbel Verlagsgesellschaft mbH, o.J.)

Anhang 6: Beispiel einer Übungskarten

(eigene Darstellung; Bild und Übung aus: Jordan, Alexander, Schwichtenberg, Maren (2002): Fitness mit Kleingeräten, S. 161, 2. Aufl., Aachen: Meyer & Meyer Verlag, 2002)

[Die Abbildung sowie die Übung sind aus urheberrechtlichen Gründen nicht im Lieferumfang enthalten.]

Anhang 7: Dokumentationsbogen zum Ankreuzen durchgeführter Übungen

Übungen	Mo	Di	Mi	Do	Fr	Sa	So
Aus Woche 1 (Arme/ Schultern)							
Aus Woche 2 (Beine)							
Aus Woche 3 (Rücken/ Bauch)							
Aus Woche 4 (Ausdauer)							
Aus Woche 5 (Koordination)							

(eigene Darstellung)

10. Literaturverzeichnis

Bücher:

1) Weineck, Jürgen (2000): Bewegung und Sport – wozu?, S. 22, Forchheim: Editio Zenk, 2000

Internetquellen:

1) Büla, Christophe et al. (2014): Bewegung im Alter: Dafür ist es nie zu spät!, (2014), < https://serval.unil.ch/resource/serval:BIB_7A7978700BA5.P001/REF.pdf> (S. 837) [18.06.2020]

2) Cavill, Nick et al. (2011): Bewegung und Gesundheit in Europa: Erkenntnisse für das Handeln, < https://www.euro.who.int/__data/assets/pdf_file/0013/112405/E89490G.pdf>(S. 17) [18.06.2020]

3) Faselt, Franziska, Geuter, Gunnar (2011): Bewegungsförderung in Lebenswelten (12.2011), <https://www.lzg.nrw.de/_php/login/dl.php?u=/_media/pdf/liga-fokus/LIGA_Fokus_14.pdf> (S. 42) [18.06.2020]

4) Kück, Jenas: Lernen am Modell – Albert Bandura (o. J.), < http://paedpsych.jku.at/cicero/LERNEN/LernenamModell.pdf> [02.07.2020]

5) Robert Koch-Institut (2020): Gesundheitsmonitoring – Körperliche Aktivität (01.2020), <https://www.rki.de/DE/Content/Gesundheitsmonitoring/Themen/Koerperl_Aktivitaet/koerperl_aktiv_tab.html> [18.06.2020]

6) Seniorenhilfe St. Josef gGmbH (o. J.): Trainingszirkel – Fitness für Senioren, <https://haus-st-josef-wadersloh.smmp.de/spenden/trainingszirkel-fitness-fuer-senioren/> [18.06.2020]

7) Wartha, Olivia Janina (2013): Theoriegeleitete Entwicklung und Implementation einer schulbasierten Intervention zur Gesundheitsförderung, (2013), <https://d-nb.info/1054045445/34> (S. 8-9) [18.06.2020]

8) World Health Organization (2015): Bewegungsmangel und Diabetes (12.2015), <https://www.euro.who.int/de/health-topics/noncommunicable-diseases/diabetes/news/news/2015/11/physical-inactivity-and-diabetes> [18.06.2020]